Thriaksh Rajan
Joel Valliath

Desenvolvimento de uma Neuroprótese Novel de Custo-eficácia

Thriaksh Rajan
Joel Valliath

Desenvolvimento de uma Neuroprótese Novel de Custo-eficácia

ScienciaScripts

Imprint
Any brand names and product names mentioned in this book are subject to trademark, brand or patent protection and are trademarks or registered trademarks of their respective holders. The use of brand names, product names, common names, trade names, product descriptions etc. even without a particular marking in this work is in no way to be construed to mean that such names may be regarded as unrestricted in respect of trademark and brand protection legislation and could thus be used by anyone.

Cover image: www.ingimage.com

This book is a translation from the original published under ISBN 978-613-9-99298-0.

Publisher:
Sciencia Scripts
is a trademark of
Dodo Books Indian Ocean Ltd. and OmniScriptum S.R.L publishing group

120 High Road, East Finchley, London, N2 9ED, United Kingdom
Str. Armeneasca 28/1, office 1, Chisinau MD-2012, Republic of Moldova, Europe
Printed at: see last page
ISBN: 978-620-4-79874-5

Índice

Abstrato

Só nos Estados Unidos, há 20 milhões de pessoas que sofrem de perda de membros e 50 milhões com paralisia. As próteses artificiais foram fabricadas para restaurar a aparência estética e a função locomotora das extremidades danificadas. No entanto, a maioria dos apêndices protéticos são passivos, incapazes de restaurar a função completa. Assim, as Interfaces Cérebro-Computador (BCIs) utilizando electroencefalogramas (EEGs) foram exploradas para a sua comunicação ininterrupta entre o cérebro e a produção externa do dispositivo. No entanto, um produto BCI totalmente funcional não tem estado até agora disponível para aplicação biomédica. O nosso objectivo é desenvolver um algoritmo de aprendizagem supervisionada da máquina, escrito em Python, para prever padrões em sinais EEG personalizados para os deficientes. O Emotiv EPOC, um BCI rentável, será utilizado para detectar imagens motoras. Os sinais de saída serão integrados com Raspberry Pi 3 para controlar uma prótese transradial impressa em 3D. Esta abordagem inovadora, rentável e fácil trará uma resolução abrangente e não invasiva à deficiência global em todo o mundo.

Palavras-chave: Neurologia, Engenharia Biomédica, Informática

Contagem de palavras: 148

Tecnologia actual

Vários estudos estão a realizar investigação para melhorar a funcionalidade biológica de membros artificiais, em particular neuropróteses mediadas por BCI. A colocação de eléctrodos EEG ao longo do couro cabeludo é o método mais potente de recolha de dados para sinais cerebrais eléctricos num BCI (Niedermeyer et al., 2004). No entanto, devido à natureza experimental da tecnologia não invasiva de EEG e BCI, persistem numerosas falhas. Os BCI eficazes utilizam sinais de electroencefalograma (EEG) para a recolha de dados devido à sua não-invasividade e facilidade. Embora os estudos demonstrem a utilização de BCI em interfaces de pensamento, os métodos modernos de recolha de EEG têm tido um sucesso inconsistente, como mencionado anteriormente. Actualmente, a questão mais proeminente com a tecnologia é que os métodos modernos de reconhecimento discreto de padrões de sinais EEG divergem consistentemente apenas para os mesmos estímulos *ex vivo*. Isto resulta numa taxa de sucesso reduzida do produto, juntamente com um desempenho erróneo entre pacientes variáveis (Meng et al., 2016).

Através da classificação dos dados, as sinapses de neurónios EEG podem correlacionar-se com o pensamento de movimentos corporais específicos (Fakhruzzaman et al., 2015). Um sinal de comando de saída pode então ser programado para uma saída independente, por exemplo uma prótese biónica impressa em 3D, permitindo ao utilizador controlar o dispositivo apenas por cognição. Um estudo no estrangeiro empregou um modelo auto-regressivo adaptativo (AAR) como método de estimativa de parâmetros para determinar sinais EEG correctos para acções específicas. Os ensaios resultantes variaram entre 82,5-90,0% de precisão. Embora estes valores possam parecer elevados, na realidade, não são suficientemente precisos num sentido prático. Com uma taxa de precisão de 90%, um produto teórico produziria falhas num em cada dez desempenhos de funções motoras, abaixo do padrão para ensaios clínicos. Além disso, há uma variação significativa no conjunto de dados, uma vez que a exactidão propagada se desviou ±7,5% (Guger, 2000). Outro método de interpretação do sinal cerebral é a utilização de uma interface gráfica de utilizador (GUI). Este programa envolve um software de animação 3D, actuando como um meio de interacção entre o utilizador e a aplicação do produto final para o controlo polarizado da prótese transradial. Quando o sujeito começar a produzir sinais EEG consistentes para cenários controlados, a GUI pode ser removida porque o próprio sujeito será capaz de manobrar o Neuroprótese com facilidade.

Embora esta tecnologia ainda esteja no seu início, experiências recentes demonstraram que artefactos para além do movimento transradial podem interferir com os sinais EEG quando o GUI é utilizado como único método de recolha de dados num BCI. Estes artefactos incluem: movimento em vasculatura, sinal cardíaco, e piscar de olhos. Verificou-se também que o ruído de rádio ambiental das linhas de energia CA, iluminação e dispositivos sem fios interferiam com o sistema GUI (Meng et al., 2016). Investigadores da academia desenvolveram vários utensílios de agregação de dados para melhorar a exactidão e consistência do desempenho do BCI entre os sujeitos de teste. No entanto, estes métodos têm sido deficientes para a utilização de hospícios profissionais. Foram também utilizados programas de software de código aberto para melhorar a tecnologia moderna do BCI em comparação com as abordagens GUI e AAR acima mencionadas. Através da análise de regressão, estas abordagens foram capazes de resolver problemas do domínio das imagens motoras com o grau de precisão necessário. Por exemplo, OpenVibe e BioSig são programas de software de código aberto destinados a reduzir a variabilidade da interacção da interface do utilizador por linguagens de montagem naturais (Fakhruzzaman et al., 2015).

Embora tenham auxiliado significativamente os movimentos preditivos, os resultados variam significativamente por paciente; ergo, a interface ainda não é suficientemente fiável para aplicação médica. No entanto, a nossa solução oferece um novo algoritmo de aprendizagem da máquina Python utilizado em conjunto com uma GUI para a reciclagem contínua do BCI, tornando-se mais preciso à medida que são realizados ensaios de aprendizagem supervisionados. Por conseguinte, podemos assegurar aos pacientes a fiabilidade do elevado desempenho da neuroprótese impressa em 3D.

História

Tanto a paralisia como a perda de membros têm sido questões eternas que a nossa sociedade enfrenta diariamente, praticamente sem cura iminente. Estes sintomas são frequentemente induzidos por lesões da medula espinal, distrofia muscular, esclerose múltipla (EM), e esclerose lateral amiotrófica (ELA). Estas condições neurodegenerativas causam uma deterioração significativa do sistema nervoso central (SNC) e a sua transmissão à musculatura vizinha. A prevalência recorrente destas perturbações provocou uma corrida desenfreada para o tratamento ao longo das últimas porções do século XX. O facto é que estas questões não têm solução directa, demasiadas variáveis estranhas influenciam os mecanismos neurológicos envolvidos. De facto, houve um frenesim notório entre a comunidade científica devido a um aumento súbito da quantidade de publicações produzidas (Schiegg & Thorpe, 2017). Os investigadores propuseram numerosas soluções plausíveis para a paralisia e perda de membros. Por exemplo, o emprego de matrizes de microelectrodos invasivos (MEAs) para fornecer corrente controlada a sujeitos com dificuldades. Semelhante ao choque provocado por um desfibrilador externo automático (DEA) ao coração durante a paragem cardíaca, este produto estimularia o gradiente electroquímico da cavidade neural. Posteriormente, os potenciais de membrana dos neurónios periféricos disparariam de novo para a entrega do sinal *in vivo.* Por sua vez, isto permitiria a entrega central através de sinapses interneuronais e neuroglia para o movimento cognitivo. Gradientes electroquímicos, através da translocação iónica, locomoções motoras de combustível no sistema nervoso humano. No entanto, estudos demonstraram que a utilização comercial de MEAs invasivos tem tido um sucesso inconsistente. O tecido neural responde negativamente à introdução de tais implantes artificiais, colocando implicações de saúde a longo prazo, tais como inflamação peracuta e neurodonia. Foi relatada uma forte relação entre a perda neuronal e a formação de cicatriz glial onde 40% dos neurónios se perderam num raio de 100 pm em torno de dispositivos amarrados (Biran, Martin & Tresco, 2005). Evidentemente, após revisão formal pelos pares, verificou-se que os MEAs invasivos eram dispositivos médicos insustentáveis e ineficientes (Ersen, Elkables, Freedman, & Sahin, 2015). Mais tarde, as perturbações neurodegenerativas tornaram-se progressivamente problemáticas, e os investigadores foram confundidos com a avaliação dos mecanismos subjacentes na sua neurociência.

Na busca de soluções mais capazes para a paralisia e perda de membros, os investigadores aventuraram-se no domínio das próteses externas. Um inquérito no estrangeiro ilustrou que os participantes aceitariam quaisquer riscos associados à não-invasividade; de facto, 83% responderam positivamente em relação ao controlo mioeléctrico, 63% em relação à reinervação muscular direccionada, e 68% em relação às interfaces nervosas periféricas (Engdahl et al., 2015). Próteses ou membros artificiais têm inúmeros benefícios: viabilidade, eficiência de custos, e facilidade. No entanto, isto também se revela problemático. Estes apêndices protéticos pesados necessitam de supervisão médica, juntamente com um seguro médico significativo. O acesso aos serviços de saúde, particularmente em comunidades rurais e fronteiriças ou centros urbanos desfavorecidos, tem sido frequentemente muito limitado. Além disso, tem havido incidências de desconforto metálico e toxicidade, perigos graves para os que já não estão bem. A impressão em 3D é uma alternativa mais viável, económica, amiga do ambiente e politicamente consciente aos actuais métodos de fabrico industrial. No entanto, a simplicidade por detrás da prótese não proporcionou uma remediação funcional completa aos pacientes com paralisia e perda de membros. Para melhor responder às necessidades do público, a informática deve ser integrada com esta engenharia, para desenvolver um design mais pré-possessivo e inteligente.

Durante o início do século XXI, Big Data e Quantum Computing tornaram-se o núcleo central dos cientistas informáticos. Com base nesta premissa, o nosso design utiliza a Aprendizagem de Máquinas Industriais de *vanguarda* através da Linguagem Python para melhorar ainda mais as próteses. A comunicação eléctrica de um cérebro pode ser atribuída a valores reais num EEG para computação. Juntamente com um BCI, podemos empregar uma sequência secundária de código para transferir o scanning EEG para prever movimentos locomotórios baseados em padrões de sinapses neurais. Embora a medula espinal ou nervos periféricos possam estar lesionados, é a capacidade do cérebro que importa para todos os mecanismos neurais. A via metabólica aferente continua a induzir a sinalização química. O BCI empregará os valores dos dados do EEG num produto neuroprotético abrangente. Quintessencialmente fornecendo novamente aos deficientes os seus braços e pernas de uma forma totalmente capaz. O nosso design distingue-se dos outros, devido à sua acessibilidade inata e facilidade de utilização. A sua colecção de algoritmos de aprendizagem de máquinas continua a expandir-se (Bowles, 2015).

Diagramas de imagem

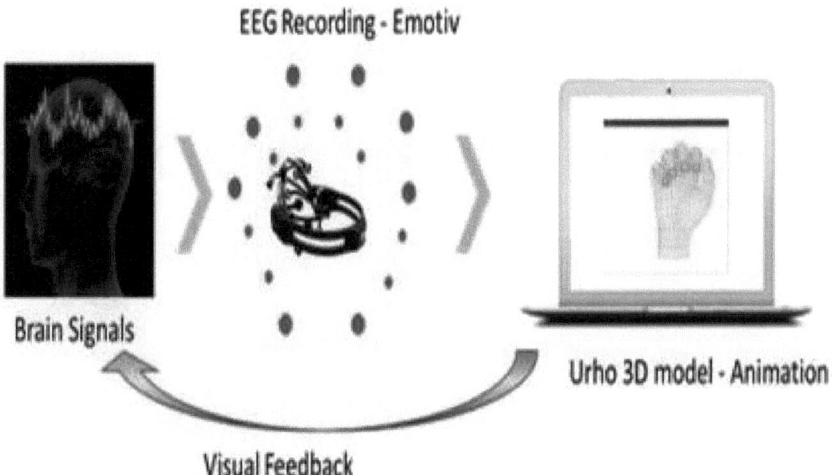

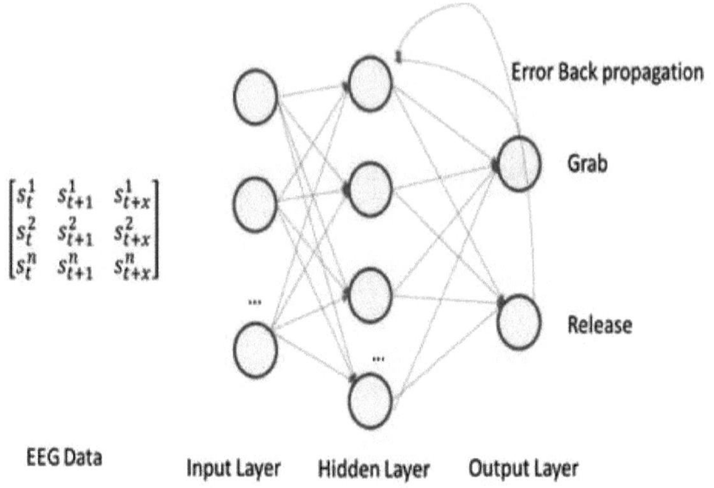
Error Back propagation
Grab
Release
EEG Data
Input Layer
Hidden Layer
Output Layer

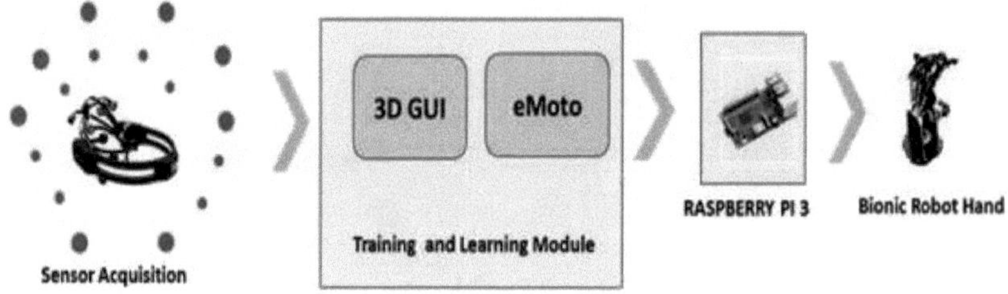
3D GUI
eMoto
Training and Learning Module
Sensor Acquisition
RASPBERRY PI 3
Bionic Robot Hand

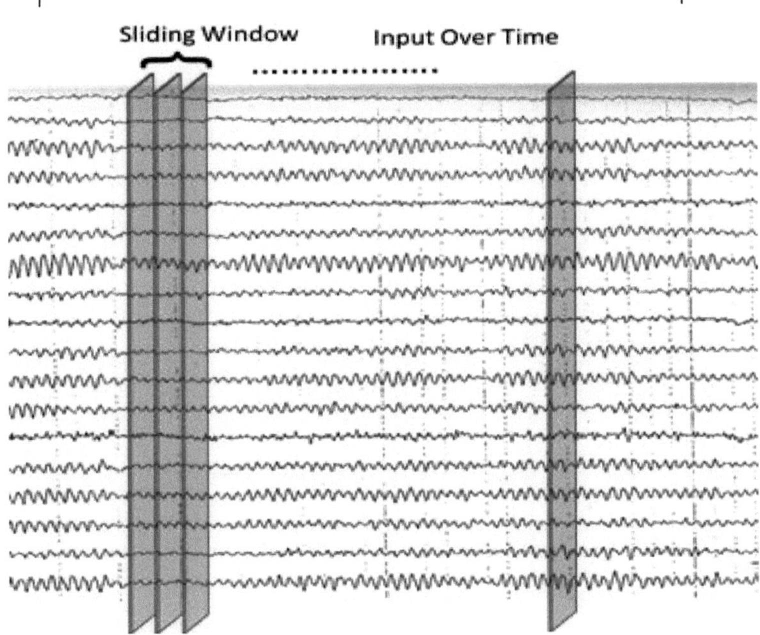
Sliding Window
Input Over Time

Tecnologia do Futuro

Pesquisas recentes e inovadoras descobriram formas de produzir próteses biónicas que são capazes de efectuar com precisão todos os movimentos naturais do braço humano como um membro artificial. Um exemplo particular é o Membro Protético Modular (MPL), concebido pelo Laboratório de Física Aplicada da Universidade Johns Hopkins. Apesar da sua recepção, esta tecnologia protética está apenas no seu início e requer neurocirurgia invasiva para a motilidade e aquisição de sensores. Para fornecer um método não invasivo de controlo à vontade do utilizador, é imperativo que os sinais EEG sejam determinados com a aprendizagem da máquina para produzir uma saída muito mais fluente. Os métodos BCI anteriormente pesquisados não foram exercidos na indústria biomédica devido às suas capacidades ineficazes.

A nossa nova solução utiliza repetidas experiências com interface gráfica de utilizador (GUI) 3D para treinar o sujeito a construir sinais autonómicos precisos e potentes. Ao longo dos testes, foi aplicado um módulo de aprendizagem de máquinas para prever continuamente o movimento de saída com maior precisão. De um modo geral, o nosso sistema utiliza um implemento craniano Emotiv EPOC, juntamente com a ajuda da interface gráfica 3D manipulada para captar percursos eléctricos em tempo real. Um módulo de aprendizagem profunda sinaliza padrões específicos de imagens motoras a serem aprendidos a partir dos cálculos EEG brutos. Este algoritmo, escrito em Python aplicando o SciKit-learn, utiliza a retropropagação para, em última análise, criar sinais de saída para gestos de agarrar e soltar. Os sinais de agarrar e soltar são então integrados com um robot impresso em 3D através da utilização de um utensílio Raspberry Pi. O Emotiv

EPOC é um neuroconjunto sem fios, de alta resolução e multicanal. É um dispositivo conhecido de baixo custo para registar EEG a partir do cérebro humano. O implemento craniano EEG vem pré-configurado com 14 eléctrodos e utiliza um conjunto de 14 sensores, para além de 2 comandos de referência. Isto pode então sintonizar os sinais neuroeléctricos produzidos pelo cérebro para detectar instantaneamente a cognição, saúde e gestos do utilizador. Dados históricos sugerem que este arranjo fornece uma cobertura robusta das regiões pré-motoras e frontais do cérebro (cérebro) durante a recolha da tensão potencial produzida pelos potenciais de acção locomotora (Niedermeyer et al., 2004). O auricular digitaliza os sinais disparados a 128 Hz antes de ser transmitido sem fios para o portátil. Embora o próprio Emotiv seja capaz de categorizar os sinais para controlos rudimentares, o cálculo do EEG bruto é alimentado sem adulteração num módulo de aprendizagem usando o córtex API disponível da Emotiv para aprendizagem personalizada. A interface gráfica 3D é utilizada como modelo de treino para fornecer feedback instantâneo ao sujeito, a fim de estimular os sinais sensoriais locomotores do cérebro. Permite modelos 3D personalizáveis, tais como uma prótese mioeléctrica transradial. Pretendemos construir sobre um pacote de código aberto Urho3D para produzir animações personalizadas através da criação de objectos texturizados via wireframes em BLENDER, outra ferramenta de código aberto. Isto permitir-nos-á criar modelos transradiais distintos baseados em parâmetros de saúde, e eventualmente, utilizar a textura subsequente para construir modelos realistas. Além disso, nos casos em que não dispomos de recursos prontamente disponíveis para criar o biónico, recorreremos a este último. Este ciclo de feedback incentiva o sujeito a adaptar os pensamentos para seguir um padrão cognitivo funcional. Introduziremos um programa personalizado de aprendizagem de máquinas a que chamamos "eMoto", escrito em Python utilizando SciKit-learn, criando um modelo supervisionado de aprendizagem de máquinas não paramétricas com base na saída do módulo de entrada. O esforço inicial será centrado no reconhecimento das capacidades motoras de agarrar e libertar. O feedback regressivo do treino é novamente propagado para o modelo de treino usando uma Rede Neural Recorrente (RNNN). Diferentes movimentos imaginados podem ser distinguidos pela consideração de ritmos no córtex sensorial-motor. A actividade cerebral máxima é observada durante o estado de repouso (Teissie & Rols, 1993). A frequência é atenuada durante a cognição relacionada com a execução do movimento. Os sinais recebidos serão pré-processados antes de serem utilizados como entrada para o RNN para aprendizagem supervisionada. O pré-processamento acabará por aumentar a redução do ruído e melhorar a qualidade das características de entrada. As leituras sensoriais do sistema de aquisição de EEG representam dados de séries temporais com 128 leituras por segundo. Classificaremos estes dados não processados no índice temporal *t* como uma matriz unidimensional (1D) $dt = [s1t, s_2 1, ..., s_n t] T$, onde cada entrada é os dados de leitura de um dos 14 eléctrodos em Emotiv. Para o período $[t, t + N]$, existem $(N + 1)$ vectores de dados 1D, cada um contém *n* elementos correspondentes a *n* eléctrodos do implemento craniano. Para um controlo óptimo, o sujeito treina o módulo eMoto e o seu algoritmo interno escrito em Python utilizando SciKit-learn API para aprendizagem supervisionada da máquina, alternando entre tentativas de movimentos da mão e períodos de repouso. Uma iniciação incluirá ensaios repetidos para obter resultados detalhados dos resultados da modelação 3D. Além disso, o módulo aprenderá a gesticular com base no feedback do utilizador registado para previsões cada vez mais precisas. Uma vez o modelo treinado com a precisão desejada, eMoto trabalha com os sinais EEG em tempo real para conversão em comandos de saída de agarrar e soltar com base no modelo treinado. A interface Raspberry Pi promove a facilidade de utilização, e como tal define a cadeia de comando, em comparação com o resto da solução. Os sinais de saída do modelo treinado serão alimentados em 2 entradas digitais da placa Raspberry Pi. A prótese biónica será ligada ao tabuleiro para aceitar os sinais de agarrar e soltar para movimentos locomotores. Prevemos que a interface Raspberry Pi seja codificada em Python open-source IDE.

Revelações

Para que esta tecnologia se torne uma realidade, é imperativo que vários avanços na recolha de dados de sinal cerebral (transdução) sejam realizados. A questão principal com os métodos actuais de recolha de dados EEG é que os artefactos para além dos sinais cerebrais podem interferir com os eléctrodos dispostos ao longo do couro cabeludo. O excesso de ruído adicional às leituras de EEG tem impacto na precisão da tecnologia BCI e irá desacelerar a eficiência do nosso módulo de aprendizagem mecânica proposto devido a uma maior incerteza propagada na transdução interneuronal (Fakhruzzaman et al., 2015). A fim de proporcionar um controlo óptimo, devem ser testadas diferentes orientações de eléctrodos para assegurar que a área da secção transversal medida dentro da cavidade neural é fortemente concentrada. Uma solução inovadora que está agora a ser examinada, as tampas dos eléctrodos EEG, que substituíram a utilização de eléctrodos livres colocados no couro cabeludo. Isto permitiu reduzir o ruído ambiental proveniente de artefactos externos, tais como equipamento eléctrico (Fakhruzzaman et al., 2015). Talvez tenham sido utilizados menos ânodos EEG nos últimos anos, desde que promoveram a interferência destrutiva de outros artefactos corporais, ou seja, a expressão EKG e ECG. Os engenheiros informáticos estão na vanguarda da inovação, pelo que renovam continuamente a configuração do núcleo para optimizar a cascata dos processos a jusante. Para que a tecnologia BCI seja aceite pelas organizações reguladoras de saúde, os conjuntos de dados de transdução devem ser demonstrados com extrema precisão para futuras fases clínicas.

Processo de desenho

Uma característica alternativa que considerámos para a nossa neuroprótese foi a integração de um canal de controlo de admissão. Recentemente concebido, o controlo de admissão foi proposto como uma abordagem para mascarar a dinâmica indesejável imposta por um dispositivo de exoesqueleto. Especificamente, destinavam-se ao tratamento terapêutico da notória Distrofia Muscular Duchenne (DMD), caracterizada pela degradação gradual das fibras musculares humorais e da vasculatura. Uma mutação no locus Xp21 termina a tradução da proteína da distrofina, que proporciona resistência à tracção. É progressiva com a idade e resulta na perda da independência dos cuidados de saúde. Devido à retenção de força, alguns pacientes não ambulantes com DMD e o mecanismo de controlo de admissão tiram partido do movimento residual, fornecendo assistência anti-gravidade. Esta metodologia pouco ortodoxa ilumina a promessa de aplicação biomédica, contudo, os actuais sistemas de controlo de admissão são atrasados na resposta de assistência ao paciente em cerca de 4,5 vezes o atraso óptimo (100 s). Mesmo na sociedade actual, nenhuma solução demonstrou uma redução do tempo de atraso a um nível ideal. Além disso, a DMD ocorre em 1 em cada 3.500 indivíduos (0,3%), enquanto que a deficiência motora total, o alvo do tratamento com BCI, afecta aproximadamente 2,8% da população nos Estados Unidos. As interfaces BCI, se aplicadas ao campo médico, atenuariam as deficiências de muito mais indivíduos do que os dispositivos ortopédicos activos com uma característica de controlo de admissão. O alcance social é praticamente ilimitado (Corrigan, 2013).

Também considerámos a utilização de dados

electrocorticográficos (ECoG) para melhorar as próteses BCI actualmente testadas. Embora estudos demonstrem que estes sinais podem potencialmente proporcionar uma maior resolução e permitir menos formação para a implementação num sujeito, esta tecnologia requer uma craniotomia para colocar eléctrodos directamente sobre a superfície do cérebro do sujeito de teste. Além disso, os produtos ECoG são significativamente mais caros do que os que recolhem EEG. Como é evidente que são mais necessárias soluções não invasivas e baratas, capazes de tratar mais indivíduos, decidimos utilizar Emotiv EPOC para recolher EEG através de um auricular de eléctrodo não invasivo (Gooch, 2017). Finalmente, descobrimos que é possível combinar os métodos de recolha de dados EEG e electromiograma (EMG) para uma neuroprótese BCI eficaz. Isto combina a actividade eléctrica produzida por músculos esqueléticos juntamente com a produzida por sinais neuronais no cérebro. Apesar da elevada taxa de sucesso dos sistemas testados que utilizam tanto EEG como EMG, a precisão independente dos sinais EMG é prejudicada pela variação da quantidade de tecido adiposo em diferentes indivíduos. Além disso, os sinais EMG requerem uma acção voluntária do músculo, e como tal não é informativo em indivíduos incapazes de cooperar devido à paralisia e perda de membros. Dado que o nosso objectivo é tratar pacientes com uma deficiência motora completa do membro superior, optámos por não utilizar EMG para recolher dados adicionais (Leuthardt, 2004).

Consequências

A nossa solução BCI oferece muitas vantagens às pessoas com deficiências motoras graves no braço devido à perda de membros, lesões da medula espinal, e outras condições que podem causar paralisia. Procuramos nomeadamente melhorar a qualidade de vida destes pacientes, proporcionando múltiplos graus de movimento a serem controlados por pensamentos voluntários que excitam áreas específicas do cérebro. Quando um utilizador se concentra num movimento, as flutuações de voltagem entre neurónios no cérebro emitem um sinal específico correspondente (Engdahl, 2015). O nosso produto tira partido da especificidade destes sinais para fornecer vários graus de movimento para a função de saída. Assim, a tecnologia BCI permitiria que as próteses de baixo custo ultrapassassem a maioria dos dispositivos passivos existentes em complexidade.

O aspecto inovador do nosso sistema é o módulo de aprendizagem de máquinas eMoto. Com isto, esperamos melhorar a actual tecnologia BCI, aumentando significativamente a eficiência dos testes supervisionados através do fornecimento de um mecanismo de auto-aprendizagem. No entanto, à semelhança de todas as tecnologias, a nossa tecnologia proposta tem muitas desvantagens potenciais. Acima de tudo, é necessário um tampão EEG para a recolha de sinais cerebrais. Embora este capacete seja compacto, cobre a maior parte do couro cabeludo e torna a tecnologia demasiado pesada para uma utilização natural. Além disso, para correlacionar os dados do EEG com acções específicas, são necessários testes repetidos para cada sujeito. Isto pode ser bastante demorado e pode exigir testes repetidos após o uso inicial devido a alterações neurológicas no corpo, o que pode alterar a natureza dos sinais cerebrais (Pfurtscheller, 2008).

Referências

Alberts, B., Johnson, A., Lewis, J., Raff, M., Roberts, K., & Walter, P. (2002). Canais de iões e as propriedades eléctricas das membranas. *Molecular Biology of the Cell,* 4.

Biran, R., Martin, D., & Tresco, P. (2005). A perda neuronal de células acompanha a resposta do tecido cerebral às matrizes de microelectrodos de silício cronicamente implantados. *Neurologia Experimental.*

Corrigan, Madeline. (2013) Admittance Control of the Intelligent Assisted Robot Manipulator for People with Duchenne Muscular Dystrophy.

Engdahl, S., Christie, B., Kelly, B., Davis, A., Chestek, C., & Gates, D. (2015). Levantamento do interesse dos indivíduos com perda de membros superiores em novas técnicas de controlo protético.

Journal of Neural Engineering and Rehabilitation. doi:10.1186/s12984-015-0044-2

Ersen, A., Elkabes, S., Freedman, D., & Sahin, M. (2016).

Resposta Tecidual Crónica a Implantes de Microelectrodos Desamarrados no Cérebro de Rato e na Medula Espinal.

Journal of Neural Engineering. doi:10.1088/1741-2560/12/1/016019

Fakhruzzaman, M. N., Riksakomara, E., & Suryotrisongko, H. (2015, 23 de Dezembro). EEG Wave Identification in Human

Brain with Emotiv EPOC for Motor Imagery.

Goettling, G. (2006, 14 de Abril). Aproveitar o Poder do Pensamento. Recuperado em 1 de Janeiro de 2018.

Gooch, C., Pracht, E., & Borenstein, A. (2017). O fardo da doença neurológica nos Estados Unidos: Um relatório sumário e um apelo à acção. *Annals of Neurology*. doi:10.1002/ana.24897

Guger, C., Harkam, W., Hertnaes, C., & Pfurtscheller, G. (2000). Controlo Protético por uma Interface Cérebro-Computador baseada em EEG (BCI) .

Hely, M. A., Reid, W. G. J., Adena, M. A., Halliday, G. M., & Morris, J. G. L. (2008). O estudo multicêntrico de Sydney sobre a doença de Parkinson: A inevitabilidade da demência aos 20 anos. *Distúrbios do movimento,* 23(6), 837-844.

Kelley, R. (2009). Onde podem ser cortados anualmente 700 biliões de dólares em resíduos do sistema de saúde dos EUA?

Thomson Reuters.

Leuthardt, E., Schalk, G., Wolpaw, J., Ojemann, J., & Moran, D. (2004). Uma interface cérebro-computador que utiliza sinais electrocorticográficos em humanos. *Journal of Neural Engineering.*

Meng, J., Zhang, S., Bekyo, A., Olsoe, J., Baxter, B., & He, B. (2016, 14 de Dezembro). Controlo Não-Invasivo à Base de Electroencefalograma de um Braço Robótico para Tarefas de Alcance e Agarramento. Recuperado em 01 de Janeiro de 2018, de https://www.nature.com/articles/srep38565 Niedermeyer E.; da Silva F.L. (2004).

Electroencefalografia: Princípios Básicos, Aplicações Clínicas, e

Campos Relacionados. Lippincott Williams & Wilkins. ISBN 0-7817-5126-8.

Pfurtscheller, G., Neuper, C., & Guger, C. (2008, Outubro).

Tendências actuais na investigação da interface cérebro-computador Graz (BCI). Obtido em Jan. & Fev., 2018, a partir de

http://ieeexplore.ieee.org/abstract/document/847821/

Schiegg, M., & Thorpe, D. (2017). Análises Históricas da Caligrafia Desordenada. *Comunicação Escrita.* doi:10.1177/0741088316681988

Teissié, J. & Rols, M. P. (1993). Uma avaliação experimental da diferença potencial crítica que induz a electropermeabilização da membrana celular. *Biophysical Journal,* 65(1), 409-413.

Ziegler-Graham, K., MacKenzie, E. J., Ephraim, P. L., Travison, T. G., & Brookmeyer, R. (2008, Março).

Estimar a prevalência da perda de membros nos Estados Unidos: 2005 a 2050.

5 Exemplos de Páginas Web

Ligação transferível:

https://docs.google.eom/presentation/d/1uPzsbCyiXzXWDka

YSfqg4yEx9TBFL-t4LZWbphj6SnE/edit?ts=5a7cc5d7#

slide=id.g30e5751b59 0 645

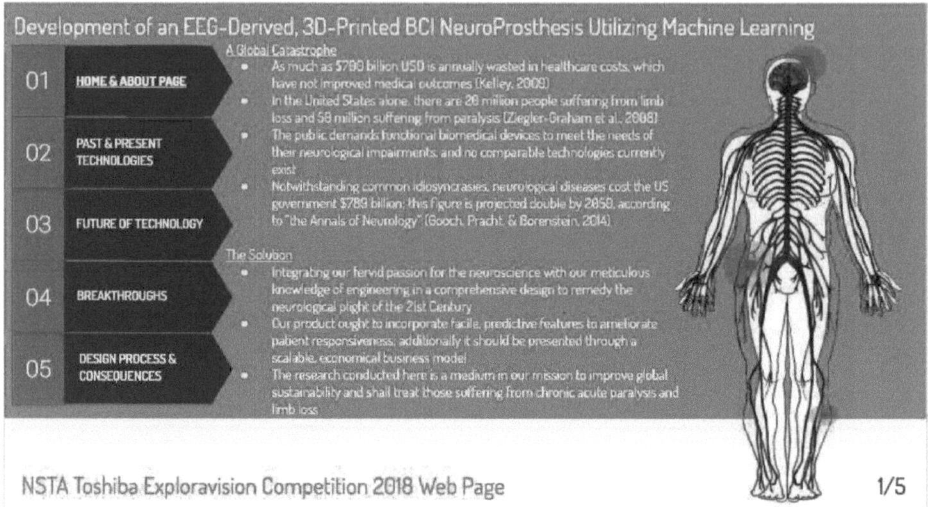

Development of an EEG-Derived, 3D-Printed BCI NeuroProsthesis Utilizing Machine Learning
01 HOME & ABOUT PAGE
02 PAST & PRESENT TECHNOLOGIES
03 FUTURE OF TECHNOLOGY
04 BREAKTHROUGHS
05 DESIGN PROCESS & CONSEQUENCES
A Global Catastrophe
• As much as $700 billion USD is annually wasted in healthcare costs, which have not improved medical outcomes (Kelley, 2009)
• In the United States alone, there are 28 million people suffering from limb loss and 58 million suffering from paralysis (Ziegler-Graham et al., 2008)
• The public demands functional biomedical devices to meet the needs of their neurological impairments, and no comparable technologies currently exist
• Notwithstanding common idiosyncrasies, neurological diseases cost the US government $789 billion; this figure is projected double by 2050, according to "the Annals of Neurology" (Gooch, Pracht, & Borenstein, 2014)
The Solution
• Integrating our fervid passion for the neuroscience with our meticulous knowledge of engineering in a comprehensive design to remedy the neurological plight of the 21st Century
• Our product ought to incorporate facile, predictive features to ameliorate patient responsiveness; additionally it should be presented through a scalable, economical business model
• The research conducted here is a medium in our mission to improve global sustainability and shall treat those suffering from chronic acute paralysis and limb loss
NSTA Toshiba Exploravision Competition 2018 Web Page
1/5

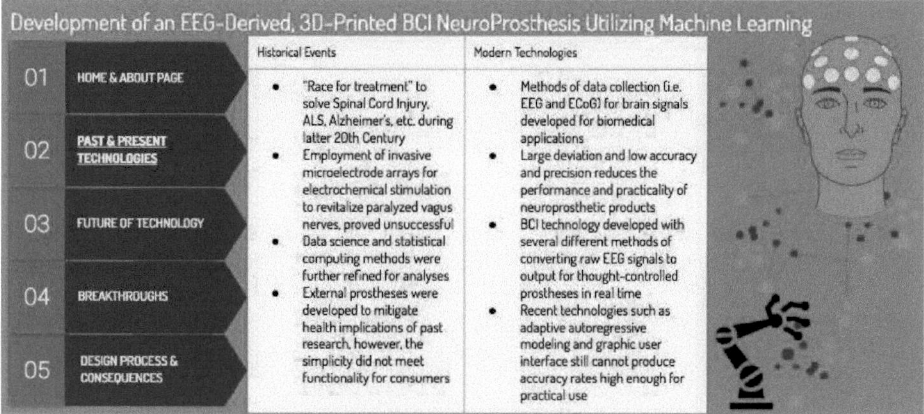

Development of an EEG-Derived, 3D-Printed BCI NeuroProsthesis Utilizing Machine Learning
01 HOME & ABOUT PAGE
02 PAST & PRESENT TECHNOLOGIES
03 FUTURE OF TECHNOLOGY
04 BREAKTHROUGHS
05 DESIGN PROCESS & CONSEQUENCES
Historical Events
• "Race for treatment" to solve Spinal Cord Injury, ALS, Alzheimer's, etc. during latter 20th Century
• Employment of invasive microelectrode arrays for electrochemical stimulation to revitalize paralyzed vagus nerves, proved unsuccessful
• Data science and statistical computing methods were further refined for analyses
• External prostheses were developed to mitigate health implications of past research, however, the simplicity did not meet functionality for consumers
Modern Technologies
• Methods of data collection (i.e. EEG and ECoG) for brain signals developed for biomedical applications
• Large deviation and low accuracy and precision reduces the performance and practicality of neuroprosthetic products
• BCI technology developed with several different methods of converting raw EEG signals to output for thought-controlled prostheses in real time
• Recent technologies such as adaptive autoregressive modeling and graphic user interface still cannot produce accuracy rates high enough for practical use
NSTA Toshiba Exploravision Competition 2018 Web Page
2/5

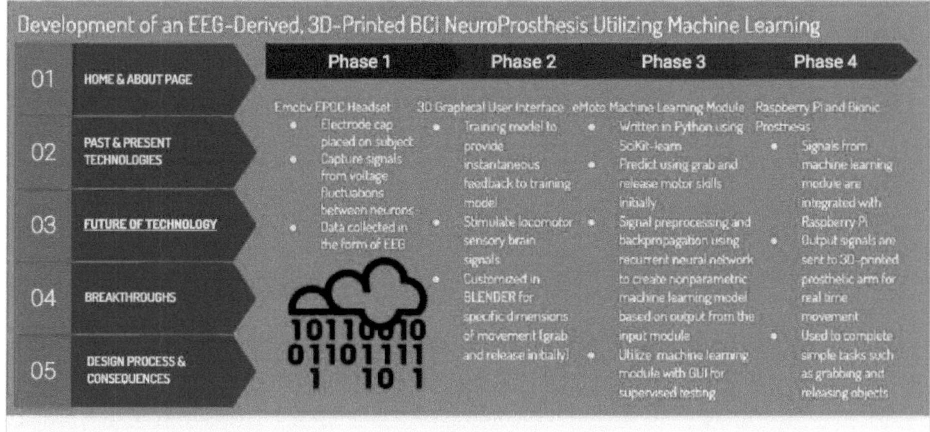

NSTA Toshiba Exploravision Competition 2018 Web Page 3/5

Development of an EEG-Derived, 3D-Printed BCI NeuroProsthesis Utilizing Machine Learning

01 HOME & ABOUT PAGE

02 PAST & PRESENT TECHNOLOGIES

03 FUTURE OF TECHNOLOGY

04 BREAKTHROUGHS

05 DESIGN PROCESS & CONSEQUENCES

Breakthroughs

- Artifacts other than brain signals can interfere with EEG electrodes placed on the scalp
  - Adds unnecessary noise to EEG readings
  - Affects precision of BCI technology
  - Would slow efficiency of proposed machine learning module due to greater uncertainty in brain signal measurement
- Different orientations and amounts of electrodes must be continually tested to improve precision of signal readings
  - Less electrodes are found to produce most precise readings
- If proven precise enough, BCI readings may be applied to current biomedical applications

NSTA Toshiba Exploravision Competition 2018 Web Page 4/5

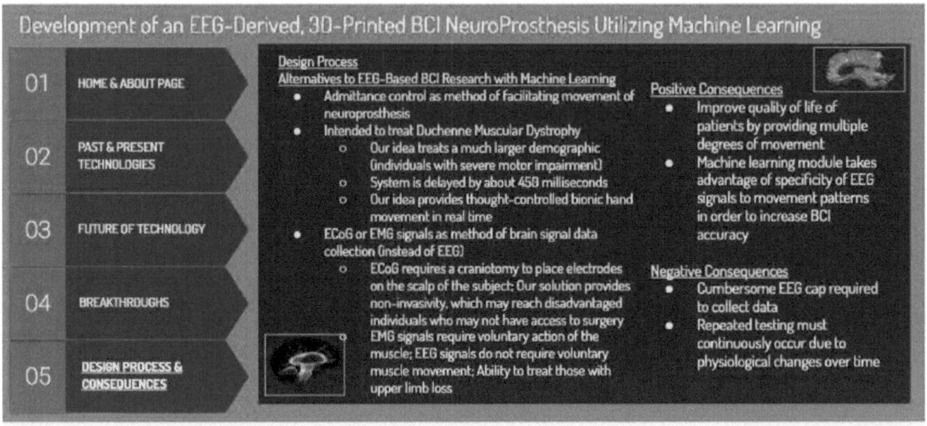

Development of an EEG-Derived, 3D-Printed BCI NeuroProsthesis Utilizing Machine Learning

01 HOME & ABOUT PAGE

02 PAST & PRESENT TECHNOLOGIES

03 FUTURE OF TECHNOLOGY

04 BREAKTHROUGHS

05 DESIGN PROCESS & CONSEQUENCES

Design Process

Alternatives to EEG-Based BCI Research with Machine Learning

- Admittance control as method of facilitating movement of neuroprosthesis
- Intended to treat Duchenne Muscular Dystrophy
  - Our idea treats a much larger demographic (individuals with severe motor impairment)
  - System is delayed by about 450 milliseconds
  - Our idea provides thought-controlled bionic hand movement in real time
- ECoG or EMG signals as method of brain signal data collection (instead of EEG)
  - ECoG requires a craniotomy to place electrodes on the scalp of the subject; Our solution provides non-invasivity, which may reach disadvantaged individuals who may not have access to surgery
  - EMG signals require voluntary action of the muscle; EEG signals do not require voluntary muscle movement; Ability to treat those with upper limb loss

Positive Consequences

- Improve quality of life of patients by providing multiple degrees of movement
- Machine learning module takes advantage of specificity of EEG signals to movement patterns in order to increase BCI accuracy

Negative Consequences

- Cumbersome EEG cap required to collect data
- Repeated testing must continuously occur due to physiological changes over time

NSTA Toshiba Exploravision Competition 2018 Web Page 5/5

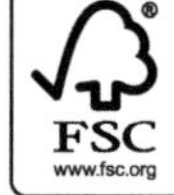

MIX
Papier aus verantwortungsvollen Quellen
Paper from responsible sources
FSC® C105338

Printed by Books on Demand GmbH, Norderstedt / Germany